HOTEL-DIEU DE REIMS

Clinique de M. LANDOUZY.

DIABÈTE SUCRÉ, DIABÈTE NON SUCRÉ.

FRÉQUENCE DU DIABÈTE SUCRÉ CHEZ LES GENS D'UNE FORTE CONSTITUTION.

(Leçon recueillie par MM. Benoist et Flandrin, Internes à l'Hôpital,
et insérée dans la *Gazette des Hôpitaux* et dans l'*Union Médicale*,
en Mai 1862.)

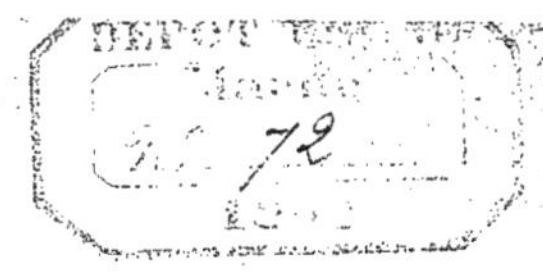

PARIS,

J.-B. BAILLIÈRE et Fils, Libraires de l'Académie Impériale de Médecine.

Mai 1862.

DIABÈTE SUCRÉ, DIABÈTE NON SUCRÉ.

FRÉQUENCE DU DIABÈTE SUCRÉ CHEZ LES GENS D'UNE FORTE CONSTITUTION.

MESSIEURS,

Les cinq diabétiques que vous avez actuellement sous les yeux donnant matière à des considérations d'ensemble qui seraient inopportunes au milieu des salles, nous avons dû faire aujourd'hui la leçon à l'amphithéâtre, au lieu de la faire, selon notre habitude, au lit même des malades.

Voilà, d'ailleurs, plus d'un mois que ces faits sont soumis à votre examen journalier, et il est temps de généraliser pour votre instruction les données spéciales qui en découlent.

Une circonstance vous frappe tout d'abord, Messieurs ; c'est cette réunion de cinq cas simultanés d'une affection assez rare, surtout dans les hôpitaux.

Mais remarquez qu'il en est ainsi de la plupart des maladies que nous voulons particulièrement étudier, et que ce chiffre de cinq diabétiques dans le même service n'indique pas le moins du monde la fréquence absolue de l'affection, mais seulement le soin que prennent les internes d'envoyer à la clinique les maladies rares ou les maladies en cours spécial d'observation.

Ajoutons cependant qu'une fois l'attention éveillée sur une question nouvelle pour vous, vous saisissez au passage les cas semblables, et que parmi ces cas il en est qui vous eussent échappé en temps ordinaire; témoin ce jeune garçon envoyé de la prison, il y a quinze jours, et chez lequel les symptômes étaient certainement trop peu évidents pour vous frapper de suite, si déjà vous n'aviez eu trois diabétiques dans les salles.

Le diabète, en effet, est l'une des maladies les plus méconnues, malgré l'extrême facilité du diagnostic.

La plupart des sujets continuant à bien manger, à bien digérer, et à se livrer à leurs travaux habituels, n'éprouvent, en général, au début, que des accidents trop légers pour les préoccuper.

Cet appétit exagéré, ils le regardent comme un signe de parfaite santé; cette soif ardente, comme le résultat de ce fort appétit; ce besoin incessant d'uriner, comme la conséquence du besoin de boire, et quant à l'amaigrissement, quant à l'affaiblissement, ils surviennent quelquefois si lentement qu'ils peuvent rester pendant des mois ou des années inaperçus.

Les ouvriers, les cultivateurs ne consultent guère que quand l'augmentation de la faiblesse a fini par rendre tout travail impossible, et les gens éclairés eux-mêmes rendent souvent depuis longtemps d'énormes quantités de sucre sans s'en douter, et sans se préoccuper beaucoup des accidents généraux qui augmentent graduellement.

C'est que, d'une part, comme je vous l'ai déjà plusieurs fois signalé, le diabète n'atteint que les gens robustes qui peuvent perdre beaucoup sans être sensiblement affaiblis, et que, d'une autre part, ces pertes incessamment réparées par une alimentation abondante, n'amènent qu'à la longue des désordres caractérisés.

Il en résulte que le diagnostic du diabète a lieu souvent de la manière la plus fortuite.

Il y a quelques années, je causais dans une soirée avec un de mes clients, âgé de trente-cinq ans, de la plus belle stature, de la plus belle corpulence, et dont tout le monde eût envié la santé. On avait passé plusieurs plateaux de rafraîchissements, et comme après un troisième verre d'eau, je m'étonnais de le voir recommencer encore : mais, docteur, me répondit-il, ce n'est rien pour moi que ces quelques verres d'eau sucrée ! Tout à l'heure je vais trouver dans ma chambre deux carafes bien pleines, l'une pour boire en me déshabillant, et l'autre pour la nuit.

Notez que j'allais à chaque instant, comme médecin, chez lui, et que jamais il ne m'avait dit un mot de cette soif maladive. A quelques réponses qui me prouvèrent qu'il maigrissait un peu, qu'il s'affaiblissait manifestement, je demandai à examiner l'urine ; elle contenait 75 grammes de sucre par litre.

Il n'y a pas quinze jours, j'étais, dans le département de l'Aisne, près d'un enfant malade. La mère, âgée de 30 ans, d'une excellente santé apparente, et surtout d'un notable embonpoint, se fait apporter un grand verre de limonade et le boit avidement tout d'un trait. Frappé de cette sorte d'infraction aux usages, je lui demande si elle n'est pas souffrante. Elle me répond qu'elle est très bien portante, mais qu'elle a presque toujours soif, sans doute parce qu'elle mange beaucoup. Sur mon insistance, j'apprends qu'elle a les gencives ramollies et douloureuses, et le lendemain je vous apportais à la clinique un flacon d'urine où vous constatiez au polarimètre 30 degrés, c'est-à-dire plus de 60 grammes de glycose par litre.

Vous le voyez, sans le hasard qui m'a rendu témoin de cette soif insolite, voilà deux diabètes qui auraient continué à s'accroître peut-être encore longtemps. Traités immédiatement, ils ont aussitôt diminué ; mais ils reparaissent très vite et très intenses au moindre écart de régime.

Au sujet de ces apparences trompeuses d'une parfaite santé, il y a longtemps, Messieurs, que je vous fais remarquer la longue persistance de l'embonpoint chez les diabétiques et la dangereuse sécurité que cet embonpoint peut produire. Mais un fait sur lequel j'ai déjà insisté près de vous et sur lequel je veux insister encore, parce que je ne le crois indiqué nulle part, c'est la constitution primitivement robuste de la plupart des diabétiques chez les deux sexes.

Il y a trois ou quatre ans que, dans une semblable leçon, je vous citais un grand nombre de cas qui tous avaient trait à des gens d'une forte complexion et d'un notable embonpoint. Depuis, j'ai continué à vérifier cette remarque, et soit par ce que nous avons vu ensemble à l'Hôtel-Dieu, soit par ce que j'ai vu dans mes consultations, soit par ce que j'ai su en interrogeant mes confrères, je n'hésite pas à établir comme règle générale que le diabète sucré affecte principalement les sujets robustes, bien constitués et doués d'embonpoint.

Or, je vous le faisais pressentir tout à l'heure, cette forte complexion, cette apparence d'une excellente santé sont une source d'erreurs dans le diagnostic.

Qu'un de ces sujets, en apparence si bien portants, aille consulter un médecin, celui-ci, s'il se rappelle ses livres où l'amaigrissement occupe le premier rang parmi les symptômes du diabète, ou s'il n'a vu que des diabètes déjà parvenus à l'état de marasme, comme cela arrive presque toujours dans les hôpitaux, ne songera guère à la glycosurie qu'on ne se représente en général que comme une affection éminemment cachectique.

Une malade se plaindra de prurit incommode à la vulve, elle sera traitée pour un eczéma. Un malade se plaindra de ramollissement douloureux des gencives, il sera envoyé au dentiste. Un autre de sécheresse insupportable de la bouche et de la gorge, il sera traité pour angine ou stomatite chroniques. Un autre accusant d'incessants besoins d'uriner, l'attention sera portée vers les reins, la vessie, la prostate ou l'urètre. Un autre d'incessants besoins de boire, l'attention sera portée vers l'estomac.

Je connais des erreurs de ce genre que je n'oserais pas vous rapporter tant elles vous paraîtraient invraisemblables.

J'ai vu un homme, très éclairé cependant, traité pendant cinq ans pour une gastrite (c'était alors le plein règne théorique de cette maladie si exceptionnelle aujourd'hui); il commençait à s'affaisser sous l'influence du mal et du traitement, lors qu'allant consulter Chomel, celui-ci s'écrie, rien qu'à la vue de la chemise empesée par le sucre : *mais vous avez le diabète ?*

J'ai vu, avec M. Bouchardat, un enfant de treize ans traité depuis deux ans pour le ver solitaire.

J'ai vu, avec M. Rayer, traitée pendant quatre mois, pour une grossesse commençante, une jeune femme qui n'était pas enceinte et qui était glycosurique depuis plus d'une année.

J'insiste donc, Messieurs, sur ce point, à savoir que la glycosurie reste parfois longtemps méconnue et que l'une des causes de cette erreur c'est la persistance de toutes les apparences d'une bonne santé. La glycosurie rebelle finissant toujours par produire l'état cachectique, les praticiens ont trop devant les yeux ce tableau du mal à sa dernière période, et, en présence d'un sujet encore bien portant, l'idée du diabète ne leur vient pas à l'esprit.

C'est que, d'ailleurs, la maladie ne se manifeste pas toujours par une grande soif, par un grand appétit et par une miction abondante. Quelquefois la faim est à peine augmentée ; quelquefois elle est diminuée. Quelquefois l'urine ne dépasse pas la quantité normale ;

quelquefois elle a de la couleur ; quelquefois elle a de l'odeur ; quelquefois, enfin, un affaiblissement général, sans lésion appréciable d'aucun organe, est le seul accident qui puisse vous mettre sur la voie.

J'ai vu un confrère qui n'avait pour tout signe qu'un goût sucré, une salivation insupportable et un certain degré de faiblesse qui ne l'avait pas cependant pas arrêté un instant. Inquiet de cette persistance de la saveur sucrée, et n'étant plus bien au courant des procédés d'analyse, il vint me trouver et nous constatâmes une trentaine de grammes au saccharimètre.

Le prurit à la vulve est quelquefois pendant longtemps le seul accident manifeste chez les femmes ; d'autres fois, c'est seulement un certain état scorbutique des gencives ; d'autres fois, c'est seulement l'affaiblissement général et surtout l'affaiblissement des facultés génésiques.

Si vous interrogez les malades, vous constatez ordinairement quelques autres signes généraux, la faim, la soif ardentes, la polyurie, l'amaigrissement, etc., mais quelquefois un ou deux seulement de ces phénomènes.

L'albuminurie peut coïncider avec la glycosurie ; j'en ai publié des observations, et c'est encore là une source d'erreurs. Le médecin trouvant, en effet, dans la présence de l'albumine, la raison suffisante des accidents, néglige de porter plus loin ses investigations, et l'affection accessoire se trouve traitée, dans certains cas, pour l'affection principale.

Au moindre symptôme, examinez donc l'urine.

Un peu de chaux, un peu de potasse suffisent pour une épreuve sommaire. Chauffés avec l'urine, ces réactifs qu'on trouve partout donnent une teinte d'autant plus foncée qu'il y a plus de sucre.

Les procédés de MM. Maumené, Luton, Bareswill, Felhing, Bernard, Bœttger, etc., donnent aussi et très facilement des indications probantes.

Il en est de même du densimètre dont quelques praticiens se servent même uniquement.

Mais outre que les meilleurs de ces procédés ne donnent que très imparfaitement la proportion exacte de sucre, ils ne sont pas exempts de chances d'erreurs. Ils peuvent faire croire à la présence du glucose lorsqu'il n'y en a pas un atôme, et à son absence lorsqu'il en existe des traces notables.

Continuez donc, Messieurs, à vous servir, comme vous le faites ici, de l'admirable instrument de Biot, d'une précision toute mathématique et d'un maniement tellement simple, qu'en moins de cinq minutes les plus novices d'entre vous arrivent à déterminer d'une manière rigoureuse la qualité et la quantité du sucre.

Non que je regarde comme nécessaire que vous possédiez cet appareil. Dans les cas bien tranchés le polarimètre n'a évidemment qu'une utilité restreinte, et la potasse, la chaux, les liqueurs cupropotassiques donnent des indications suffisantes pour apprécier la marche de la maladie. Mais lorsqu'on veut s'assurer qu'il n'y a plus trace de sucre, ou lorsque, voulant juger l'effet d'une médication, on a besoin d'un dosage précis, alors le polarimètre reste le moyen le plus facile et le plus sûr. Dans les observations destinées à la science, il devrait être seul employé, car seul il peut donner des résultats comparatifs. Dans les cas de nature douteuse, il peut seul aussi trancher nettement la question, et vous venez d'en voir la preuve deux fois en quinze jours.

En effet, à côté de ces trois glycosuriques que vous avez vus entrer à la clinique rendant chaque jour plusieurs bassins d'urine fortement sucrée, sont venus, comme tout exprès, pour compléter votre étude, deux diabètes non sucrés du plus haut intérêt : l'un, placé au n° 2 de la salle Saint-Remy, jeune garçon de quinze ans, d'un faible appétit, qui boit chaque jour six à huit litres d'eau et qui urine à proportion ; l'autre, couchée au n° 18 de la salle Sainte-Balsamie, forte femme de trente-sept ans, d'un appétit dévorant, qui rend six litres d'urine et boit six litres d'eau.

Nulle différence remarquable, au premier abord, entre ces cinq diabétiques. Aussi, en voyant chez ces deux derniers l'exagération de la soif, l'abondance et la limpidité des urines, ne doutiez-vous pas que nous n'ayons là deux glycosuries de plus.

Mais, dans ces deux derniers cas, et contrairement à ce qui était arrivé dans les trois premiers, l'urine bouillie avec la potasse ou la chaux restait sans couleur ; bouillie avec la liqueur de Bareswill elle restait d'un beau bleu ; précipitée par l'acétate plombique et examinée au polarimètre elle laissait l'index à zéro.

Il fallut ce dernier résultat et encore il fallut qu'il fût constaté à plusieurs reprises pour vous convaincre que dans cette urine si incolore, si inodore et si abondante, il n'y avait pas un atôme de sucre et qu'il s'agissait ici de deux diabètes insipides.

Or, ce sont là des cas rares, beaucoup plus rares que les cas de diabète sucré, et nous devons nous y arrêter un instant

Dans le cours des maladies aiguës la polyurie se confond avec la polydipsie. Le mouvement fébrile en augmentant momentanément la soif augmente la sécrétion urinaire ; c'est là un fait vulgaire et qu'on n'a pas l'idée de ranger dans la classe des flux morbides. Mais, que tout à coup, sans fièvre aucune, sans cause traumatique, sans lésion appréciable d'aucune fonction, la soif et l'urine viennent à s'accroître d'une façon permanente et sans trace de sucre, il y a alors un phénomène insolite qui n'est lié à aucun trouble bien connu de l'économie, et qu'on a appelé *diabète* de δια-βαινω, car il est, sauf la présence du glucose, presque complétement identique au diabète sucré.

Or, avant d'aller plus loin, qu'est-ce que le diabète sucré?

C'était, autrefois, selon les théories des humoristes ou des solidistes, une altération du sang, de l'estomac ou des reins. Grâce aux magnifiques découvertes de M. Cl. Bernard, c'est aujourd'hui une altération de la fonction glycogénique du foie.

Le foie, vous le savez, ne sécrète pas seulement la bile. Au fond des cellules hépatiques, l'illustre physiologiste a trouvé une matière analogue à l'amidon, matière qu'il a appelée glycogène, parce que effectivement sous l'influence de la vie elle se transforme incessamment en sucre. Ce sucre, apporté dans la veine cave par les vaisseaux efférents du foie, c'est à dire par les veines sus-hépatiques, se trouve, en dehors de l'acte de la digestion, presque entièrement détruit à son arrivée dans le cœur droit. Mais vienne l'acte de la digestion, et alors l'activité de la fonction glycogénique augmente; la production du glucose devient supérieure à sa destruction, et on le retrouve dans tout le système de la circulation sanguine qu'il ne franchit jamais à l'état de santé.

Vienne une exagération morbide dans la fonction glycogénique, alors le sucre se manifeste dans les principales sécrétions et particulièrement dans l'urine.

Cette exagération est-elle primitive dans le foie? Y est-elle déterminée consécutivement par une altération du système nerveux? Je suis pour cette dernière opinion, et il suffit de se rappeler la brillante expérience de Bernard sur la piqûre du quatrième ventricule, sur la section de la moelle au dessus des filets du trisplanchnique, et de rapprocher ce résultat des effets produits par les impressions morales sur la marche du diabète sucré pour demeurer convaincu que c'est là une affection primitivement nerveuse.

Maintenant, qu'est-ce que le diabète non sucré ?

Aucune des expériences de **M**. Bernard, il me le répétait encore hier, n'a pu le lui apprendre, et la plus profonde obscurité reste sur la nature intime de cette maladie.

Et d'abord, le glucose est-il véritablement absent dans le diabète sucré? Y serait-il seulement masqué, comme le veulent quelques observateurs? Pour nous, l'extrême diminution de la densité de l'urine résout la question négativement. Il n'y a trace d'aucune sorte de sucre dans l'entité morbide appelée diabète non sucré.

La polyurie est-elle dans ces cas le résultat de la polydipsie? La polydipsie est-elle le résultat de la polyurie? En d'autres termes, y aura-t-il polyurie quand les malades urinent plus qu'ils ne boivent, polydipsie quand ils boivent plus qu'ils n'urinent? Ce ne sont là, il me semble, que de pures questions de mots, car la plupart du temps il y a proportion à peu près égale entre les deux phénomènes. Aussi trouvons-nous prématuré le changement de nom adopté aujourd'hui dans les livres, et conservons-nous la dénomination de *diabète non sucré* qui ne préjuge rien ni sur le mécanisme ni sur la nature de la perturbation.

Que s'il fallait changer le langage usuel, nous devrions préférer de beaucoup le mot polydipsie au mot polyurie adopté dans l'excellent ouvrage de M. Grisolle. Cette dernière dénomination, en effet, semble indiquer un trouble primitif et principal de la fonction urinaire, tandis que tout nous prouve, au contraire, que le trouble primitif et principal part du système nerveux pour agir de là sur les fonctions digestives, en diminuant beaucoup l'appétit et en augmentant considérablement la soif.

Si même j'en juge par les faits cliniques, le diabète non sucré paraîtrait dériver d'une lésion qui atteindrait plus profondément l'encéphale que la glycosurie.

Un rapprochement me frappe, en effet, chez ce jeune garçon du n° 2 de la salle Saint-Remy, atteint de diabète non sucré : c'est qu'il a une intelligence très faible et qu'il vient d'être condamné pour vol !

Or, il y a huit ans, se trouvait dans cette même salle un autre jeune garçon de seize ans, également atteint de diabète non sucré, d'une intelligence également très-faible, et également condamné pour vol. (Je l'ai fait gracier immédiatement en rapportant sa mauvaise action à sa mauvaise santé.) Ce jeune homme, qui habite Fismes, et qui a aujourd'hui vingt-quatre ans, boit encore vingt litres d'eau par jour ; il urine à proportion et il n'a qu'un appétit très modéré. Son urine, qui vient de nous être envoyée, ne contient pas trace de sucre et elle marque seulement 98 au densimètre de Gay-Lussac, comme vous l'avez constaté à l'instant. L'état général est bon, mais l'intelligence est restée aussi nulle, et il ne peut être employé qu'à de petits travaux manuels dans la maison.

Si, d'un autre côté, je rapproche de ces deux jeunes gens trois jeunes filles, l'une de quinze ans, que j'ai vue en 1850 avec M. Rostan, l'autre de vingt-deux ans, que j'ai vue avec M. Amstein, l'autre de onze ans, que j'ai vue après M. Rassereau, toutes trois affectées de diabète non sucré, toutes trois privées d'appétit ou ne mangeant qu'avec caprices, toutes trois très intelligentes, mais atteintes de manies inexplicables qui nous ont vivement frappés, je persisterai plus encore dans l'opinion que cette maladie, mal connue et très peu étudiée jusqu'ici, prend surtout naissance sous l'influence d'un trouble cérébral.

Les expériences de M. Cl. Bernard confirmeraient presque, d'ailleurs, cette manière de voir, car bien qu'elles n'aient rien résolu sur la nature intime du diabète insipide, vous vous rappelez cependant que l'illustre physiologiste produisait presqu'à volonté le diabète sucré ou le diabète insipide, selon qu'il piquait exactement le milieu du plancher du quatrième ventricule ou seulement au-dessus des nerfs acoustiques.

Dans le diabète non sucré du n° 18 de la salle Sainte-Balsamie, vous avez observé aussi certains désordres momentanés du moral et de l'intellect, puisque cette femme vous a dit qu'elle avait l'idée de voler pour satisfaire sa faim. Mais ici le cas n'est pas aussi simple. C'est même un des plus complexes qui se puissent observer, puisqu'il y a en même temps hystérie ancienne, ancienne hématémèse supplétive des règles, et enfin grossesse de huit mois.

La grossesse est-elle ici cause de la boulimie? cela est probable, car la boulimie qui est la règle dans la première période du diabète sucré, doit être une rare exception dans le diabète non sucré où se manifeste bien plutôt une anorexie rebelle.

En raison de cette complexité d'accidents, je ne voudrais tirer de ce dernier cas de la salle Sainte-Balsamie aucune induction rigoureuse, mais il devait cependant être consigné ici à titre de renseignement.

Quel traitement adopter pour ces deux malades atteints de diabète iusipide ?

La femme du n° 18 étant près d'accoucher et conservant ses forces malgré la polyurie et les vomissements de sang quotidiens, nous nous sommes bornés à prescrire le sesqui chlorure de fer et des boissons astringentes. Au bout de trois jours de ce traitement, l'hématémèse avait disparu, et le surlendemain, à la visite, vous avez trouvé cette femme presque cyanosée, anhélante, réclamant à grands cris qu'on lui rendît son hémorrhagie, sans laquelle elle allait périr étouffée. Les astringents furent suspendus, l'hémorrhagie revint avec son abondance et sa périodicité ordinaires, et la malade se trouve très bien aujourd'hui, vomissant toujours plus d'un litre de sang noir, cailleboté et fétide, buvant toujours six litres d'eau et rendant toujours six litres d'urine non sucrée par vingt-quatre heures.

Nous nous bornerons donc ici à la simple médecine des symptômes.

Le jeune garçon du n° 2 manquant d'appétit et se plaignant d'une certaine souffrance épigastrique pendant les digestions, nous avons employé successivement la codéine, la pepsine, la noix vomique, l'hydrothérapie. L'appétit a notablement augmenté, puisqu'il mange aujourd'hui les trois quarts, mais la soif est toujours aussi intense, l'urine aussi abondante, et aussi légère car elle ne marque que 100 au densimètre.

Quel sera notre pronostic? Le diabète non sucré paraît sans danger pour la vie et sans influence rapide sur la détérioration de la constitution, mais aussi il semble d'une désespérante ténacité. Les observations précises que possède la science sont trop peu nombreuses pour en tirer sur ce point aucune conclusion rigoureuse. Quant à moi, je n'ai vu qu'un seul cas de guérison confirmée, et encore reste-t-on, comme dans le diabète sucré, dans la crainte d'une récidive. Soyez, par conséquent, dans ces cas, très sobres de promesses, malgré les améliorations apparentes, et redoutez une puissante résistance à tous les remèdes.

Quelques mots maintenant sur les trois cas de glycosurie que vous avez sous les yeux.

Le *premier*, par ordre de date, a trait à une femme de vingt-huit ans, à laquelle on en donnerait cinquante.

Réglée à quatorze ans et très bien portante jusqu'à vingt-quatre, elle vit tout à coup, et sans cause appréciable, l'appétit et la soif s'augmenter au point que six à huit livres de pain et douze à quinze litres d'eau ne lui suffisaient plus en vingt-quatre heures.

Douée précédemment d'un embonpoint remarquable, elle le conserva pendant les trois premières années de la maladie, mais, il y a quelques mois, la rapidité de l'affaiblissement et de l'amaigrissement l'effraya, et ne pouvant plus ni travailler ni trouver, en mendiant, assez de ressources pour se sustenter, elle entrait à l'Hôtel-Dieu le 12 Janvier dernier. Le jour même de son arrivée elle mangeait huit livres de pain, et rendait douze litres d'urine qui marquaient soixante-huit grammes de sucre par litre, c'est à dire plus de huit cents grammes de sucre par vingt-quatre heures. Ramollissement et sanguinolence des gencives ; affaiblissement de la vue sans opacité appréciable des milieux transparents ; anéantissement du sens génésique ; aménorrhée ; violent prurit à la vulve. Aucune trace de tuberculisation.

Nous espérions à l'aide du régime et du traitement obtenir ici promptement ce qu'on obtient chez la plupart des glycosuriques, c'est à dire une amélioration considérable au début même de la médication ; mais, contre notre attente, nous sommes restés longtemps sans obtenir un résultat favorable, et encore ne l'avons-nous obtenu que très imparfaitement, puisque, malgré tous nos effors, nous n'avons pu faire descendre le sucre au-dessous de vingt-huit grammes par litre, et l'urine au-dessous de six litres par jour.

Vous avez vu, en outre, se produire ici l'un des épi-phénomènes les plus pénibles et les plus fréquents du diabète, c'est à dire, après la boulimie, une anorexie et un dégoût tels, qu'il a fallu plusieurs fois recourir aux féculents qui seuls ramenaient un peu l'appétit et diminuaient un peu la faiblesse. Un profond ennui s'est emparé, ces jours derniers, de la malade, et elle veut quitter l'hôpital aujourd'hui pour retourner à son pays. Ici, le pronostic est grave ; les forces se sont à peïne réparées ; le glycose est toujours abondant et il est à craindre que chez cette femme, abandonnée maintenant à la charité publique, les anciens accidents ne reparaissent et n'accroissent avec rapidité.

Le *deuxième* fait se rapporte à un homme de quarante-un ans, couché au n° 3 de la salle Saint-Remi, ancien postillon à Isles, maintenant tisseur en hiver, cultivateur en été.

Cet homme, d'une constitution très robuste, d'un embonpoint marqué, n'avait jamais été malade, lorsqu'il y a quatre mois, il s'aperçut d'une augmentation considérable de son appétit survenue sans cause appréciable. Malgré cinq livres de pain et deux livres de viande, il mourait encore de faim, et il assure que la sécheresse de la bouche et de la gorge était telle, qu'il ne buvait pas moins de quinze à vingt litres d'eau en vingt-quatre heures.

Les forces ne diminuaient pas sensiblement ; l'énergie des facultés viriles restait la même ; mais les gencives étaient douloureuses, les dents s'ébranlaient, et la soif devenait tellement insupportable le jour et la nuit, que cet homme se décida, enfin, à consulter. On lui conseilla le régime sucré, vanté bien à tort, vous le savez, par quelques observateurs qui ont pris l'exception pour la règle. Bientôt, le mal empirant, le médecin reprit le traitement classique, lorsqu'enfin les moyens de subsistance étant devenus tout à fait insuffisants, le malade se décida à venir à l'hôpital.

Vous vous rappelez son air encore robuste, son embonpoint diminué mais encore évident, ses urines limpides et abondantes marquant cinquante grammes de sucre et 135 degrés au densimètre.

Après quelques jours de traitement, l'amélioration avait fait de tels progrès, que bientôt il n'y eut plus ni soif, ni polyurie, ni sucre, ni boulimie. Mais la reprise, quoique très discrète, des féculents ramena promptement l'excès de glycose et tous les accidents primitifs. Avec le régime revint la guérison ; les féculents furent accordés plus lentement, et, quoique le malade mange deux quarts de pain par jour, vous n'avez pas trouvé trace de sucre aux deux dernières explorations. L'urine marquait, aujourd'hui même, 118 degrés, c'est-à-dire à peu près la densité normale. Les forces et la gaîté sont revenues, et cet homme va continuer quelque temps ses fonctions d'infirmier dans nos salles, afin d'y rester en surveillance.

Cette guérison se maintiendra-t-elle ? Quoique j'aie sous les yeux plusieurs exemples d'un pareil résultat, ce serait une témérité que d'y compter dès à présent, nulle affection ne paraissant plus sujette à récidive.

Le *troisième* cas a trait à un charpentier de trente-neuf ans, d'une forte constitution, couché au n° 12 de la salle Saint-Remi. Cet homme, adonné depuis quelques années à des habitudes alcooliques, n'avait cependant jamais été malade, lorsque, vers le 15 décembre dernier, après une vive contrariété pendant la journée, il fut pris la nuit d'une soif ardente qui s'accrut, les jours suivants, au point de l'obliger à quitter à chaque instant son travail pour courir à la fontaine.

L'appétit n'était pas augmenté, aussi l'affaiblissement général fit-il des progrès rapides qui obligèrent le malade à entrer à l'Hôtel-Dieu, un mois après le début des accidents. L'urine, très limpide, très abondante, d'une densité de 130 degrés, donnait, au saccharimètre, cinquante grammes de sucre. Le régime et le traitement amenèrent une amélioration plus prompte encore que chez l'ancien postillon, et au bout de quinze jours, l'état normal reparaissait tout entier, sauf une certaine boulimie dont le malade s'était plaint seulement peu après son entrée à la clinique.

Or, remarquez bien, Messieurs, cette dernière circonstance, car elle vous rend compte une fois de plus du πεῖρα σφαλερή d'Hippocrate, *l'expérimentation est trompeuse*. Ici, en effet, notre expérimentation, c'est-à-dire notre observation était erronée. Nous nous étonnions que la boulimie augmentât, le diabète diminuant, lorsque la religieuse, plus perspicace que nous, est venue résoudre le problème. Le malade n'avait pas plus d'appétit qu'à son entrée à l'hôpital ; mais ayant vu l'autre diabétique recevoir pour deux repas douze œufs et cinq portions entières de viande et de fromage, il avait feint d'être aussi affamé que son voisin, et il vendait ainsi aux convalescents pour plus d'un franc cinquante centimes par jour. La faute découverte, il avait subitement quitté l'hôpital ; mais les accidents ne tardant pas à reparaître, il fut bientôt forcé d'y rentrer. Vous avez constaté le retour du sucre à sa dose première, c'est-à-dire à cinquante-huit grammes par litre. L'amélioration a été, du reste, aussi rapide que la première fois , puisqu'hier, au dernier examen , il n'en existait plus que dix-sept. A en juger par la nature et par la promptitude de la cause, on devrait porter ici un pronostic favorable ; mais , je vous le répète, comme pour le malade précédent, on ne saurait être trop réservé.

Vous le voyez , Messieurs , ces trois cas de diabète sucré , identiques en apparence , offrent en réalité de notables différences.

Tous trois avaient trait à des sujets bien constitués et pourvus d'embonpoint. Tous trois étaient également tourmentés par la soif et la polyurie. Chez tous trois, la dose de sucre dépassait cinquante grammes par litre et cinq cents grammes par jour. Chez tous trois, la densité de l'urine a varié entre 25 et 35 degrés. Chez l'un, l'appétit reste modéré pendant tout le cours de la maladie ; chez les deux autres, il est insatiable tant que le glycose n'a pas diminué. Chez le premier, le diabète survient lentement et n'amène le marasme qu'au bout de trois ans ; chez le deuxième, il augmente plus vite et amène un affaiblissement notable en moins de trois mois ; chez le troisième, il survient le soir même d'une vive impression morale et amène l'affaiblissement en moins de quinze jours. Chez la mendiante de Sainte-Balsamie, la maladie résiste opiniâtrement au traitement ; chez le charpentier de Saint-Remi, elle semble guérie au bout de huit jours ; chez le postillon au bout de deux mois ; chez tous trois, elle reparaît dès la première reprise des féculents.

Vous vous rappelez, Messieurs , le traitement qui vient d'être mis en usage chez nos glycosuriques. Il a eu surtout pour base le régime diététique, les alcalins, les modificateurs généraux et l'hydrothérapie.

Dès qu'un malade affecté de diabète sucré réclame vos conseils, commencez par le mettre immédiatement à la diète absolue de pain, de féculents et de sucre, et en quelques jours vous verrez le plus ordinairement diminuer de plus des trois quarts la quantité d'urine et la quantité de glycose.

A cette réforme alimentaire, joignez au besoin l'eau de Vichy ou les carbonates alcalins s'il y a dyspepsie, un peu d'opium s'il y a insomnie, et vous verrez rapidement disparaître la plupart des accidents spéciaux et généraux. C'est ce que vous avez remarqué aux numéros 5 et 12 de Saint-Remi.

Pressés par ce dégoût profond qu'amène presque toujours le régime exclusif, et surtout la privation de pain, les malades se relâcheront bientôt de la sévérité de vos prescriptions, aussi les accidents reparaîtront-ils aussi intenses qu'auparavant, et vous faudra-t-il revenir aux premières rigueurs.

C'est qu'en effet, Messieurs, le régime alimentaire est presque tout dans la thérapeutique générale du diabète. Les médicaments n'ont là qu'une action accessoire et très limitée.

A l'aide du pain de gluten, de la farine de gluten et de toutes les préparations culinaires auxquelles on peut l'employer, on diminue beaucoup aujourd'hui les effets de la privation de pain ; mais, croyez-moi, faites autant que possible, dans votre clientèle, ce que vous nous avez vu faire à l'hôpital. Supprimez le pain, supprimez même le gluten qui contient toujours un reste de fécule ; supprimez toute trace de sucre, et vous arriverez à des résultats plus prompts et surtout plus durables.

Si le dégoût devient insurmontable, si l'appétit menace de cesser complétement, donnez alors du pain de gluten, rendez au besoin du pain de froment, rendez quelque peu de sucre, mais pour revenir bientôt à un régime plus rigoureux, si vous voyez le glycose augmenter. C'est dans ces cas surtout qu'il est bon d'insister sur les amers, sur la solution de carbonate d'ammoniaque aromatisée avec une forte dose de rhum, sur la noix vomique à la dose de cinq à vingt centigrammes, sur la strychnine à la dose de cinq à vingt milligrammes.

Les bains de vapeur, l'hydrothérapie, les frictions rudes, le massage amènent souvent une heureuse modification. Recommandez par-dessus tout les distractions physiques et morales ; envoyez vos malades à Vichy, à Carlsbad, aux bains de mer, et faites en sorte qu'ils ne restent jamais inoccupés.

Un fait remarquable et que vous venez de constater particulièrement dans la salle Sainte-Balsamie, c'est l'efficacité de la plupart des nouveaux remèdes chez les diabétiques. Le sulfate de quinine, le quinquina, le tannin, l'iodure de fer ou de potassium, l'huile de foie de morue, la phospholéine, la noix vomique, la strychnine, l'électrisation du pneumo-gastrique produisaient sous vos yeux une amélioration qu'on était tenté de regarder comme définitive, mais qui, malheureusement, disparaissait bientôt. Ces améliorations momentanées, qu'on prend souvent pour des guérisons, vous les obtiendrez dans la pratique à chaque nouveau médicament.

Lorsque l'appétit paraît, comme il arrive si souvent, complétement perdu, et qu'il faut à toute force conseiller une grande variété dans la nourriture, consultez la carte alimentaire tracée par M. Bouchardat pour l'usage des diabétiques, et vous trouverez là des indications précieuses sur les mets dépourvus de fécule et de sucre. Un point important, c'est de recommander aux malades d'examiner souvent leur urine. Apprenez-les à en faire chauffer dans un tube quelques centimètres, avec un peu de lait de chaux ou de potasse, et la coloration du liquide deviendra pour eux un salutaire avertissement. Je connais des diabétiques qui prennent cette précaution depuis vingt ans, et qui, avant d'y recourir, se laissaient entraîner parfois à de funestes écarts de régime.

Cette action thérapeutique du régime et des alcalins s'explique-t-elle théoriquement ? L'espèce d'amidon trouvé dans les cellules hépatiques et qui constitue la matière glycogène, se trouve-t-elle diminuée ? L'excitation cérébro-spinale qui paraît exagérer le travail

glycosurique, se trouve-t-elle modérée? L'action du grand sympa-
thique qui paraît le modérer, se trouve-t-elle augmentée? Malgré les
progrès considérables de la science, on ne pourrait encore faire sur
ces points que de vagues hypothèses et nous devons les bannir de
ces cours tout pratiques.

Evidemment, Messieurs, je n'ai pas voulu vous faire une leçon
sur le diabète, car elle resterait pleine de desiderata. Aux cours de
pathologie appartiennent les leçons sur les maladies, aux cours de
clinique les leçons sur les malades. C'est donc à ce dernier titre
seulement que j'ai voulu vous présenter, à propos des diabétiques
de nos salles, les considérations qui m'ont le plus frappé en dehors
de celles que contiennent les livres.

Aussi ne vous ai-je rien dit ni du diabète par cause traumatique;
ni des affections dans lesquelles on trouve incidemment l'urine sucrée;
ni des cas où le mal empire en même temps que le sucre diminue;
ni des cas où la vue s'affaiblit, tantôt sous l'influence de la faiblesse
générale, tantôt par altération des milieux, de la rétine ou du nerf
optique; ni des cas où l'évolution tuberculeuse vient compliquer le
mal primitif; ni de ceux où la goutte semble alterner avec la glycu-
surie et rendre la thérapeutique si difficile; ni de ceux où une gan-
grène partielle vient à l'improviste faire craindre une terminaison
fatale, etc., etc.

Un mot cependant sur cette dernière complication.

Chez aucun de nos glycosuriques il n'est survenu de phlegmon
ni d'érythème, et par conséquent de point gangreneux; mais tandis
que vous analysiez avec soin leur urine, je vous ai apporté plusieurs
fois, pour la soumettre au polarimètre, celle d'un diabétique de la
Meuse, affecté d'un phlegmon gangreneux qui s'est terminé par la
guérison, après avoir excité de très vives inquiétudes.

Attachez, Messieurs, la plus grande importance au moindre clou,
à la moindre plaie, à la moindre écorchure dans la glycosurie. Après

M. Marchal de Calvi, qui a appelé avec autorité l'attention des praticiens sur ces accidents redoutables, j'ai le premier fourni à la science des faits qui ont contribué à éclairer la question.

J'avais vu, en effet, avec mes confrères Du Val et Hennequin, mourir en deux jours, d'une simple écorchure au pied, un diabétique encore très robuste. J'avais vu, avec mes confrères Bienfait et Decès, mourir en trois jours, d'une simple piqûre au doigt, un diabétique également très vigoureux. J'avais été appelé, avec le docteur Griffon, pour un diabétique qui avait aussi conservé toutes les apparences de la plus forte constitution, et qui, à notre arrivée, venait de mourir rapidement d'un clou gangréneux à la nuque.

Par compensation, j'ai vu, cette année même, avec mon confrère Colinet et avec mon très savant maître Bouchardat, deux diabètes avec abcès gangréneux qui se sont enfin terminés par la guérison.

Attachez donc, Messieurs, la plus grande attention à toutes les lésions externes, traumatiques ou spontanées, qui peuvent survenir dans le cours de la glycosurie, et sans inquiéter les malades, ayez l'œil sur les moindres érythèmes. Cherchez à modifier immédiatement les surfaces par le quinquina, par le camphre, au besoin par la cautérisation. Evitez que la partie irritée soit soumise au moindre frottement, à la moindre pression ; évitez la déclivité de la région affectée, car l'œdème y survient promptement ; et, surtout dans ces cas dangereux, ayez dès le début recours aux toniques les plus puissants et aux modificateurs généraux de l'économie.

Un mot encore, car je craindrais qu'après tous ces détails sur les malades, l'idée de la maladie ne vous restât pas assez nette dans l'esprit. Un mot pour que vous ne sortiez pas de cette leçon sans avoir bien présents les signes distinctifs de ces deux affections si semblables en apparence, si différentes en réalité.

Rappelez-vous donc comme principaux traits du diagnostic différentiel les caractères suivants :

Dans le diabète sucré, urine toujours plus dense que l'eau et presque toujours beaucoup plus dense que l'urine normale.

Dans le diabète insipide, urine parfois moins dense que l'eau, toujours moins dense que l'urine normale.

Dans le diabète sucré, glycose ou matière sucrée plus ou moins abondante, mais toujours facile à constater d'une manière mathématique.

Dans le diabète insipide, absence de toute espèce de sucre.

Dans le diabète sucré, exagération de l'appétit pendant la première période.

Dans le diabète insipide, diminution, caprices ou dépravation de l'appétit.

Dans le diabète sucré, extrême impressionnabilité nerveuse, sans aucune perturbation morale.

Dans le diabète insipide, aberrations instinctives ou intellectuelles.

Dans le diabète sucré, amélioration presque toujours considérable aussitôt le traitement.

Dans le diabète insipide, amélioration faible, lente et le plus souvent nulle, malgré tous les efforts de la thérapeutique.

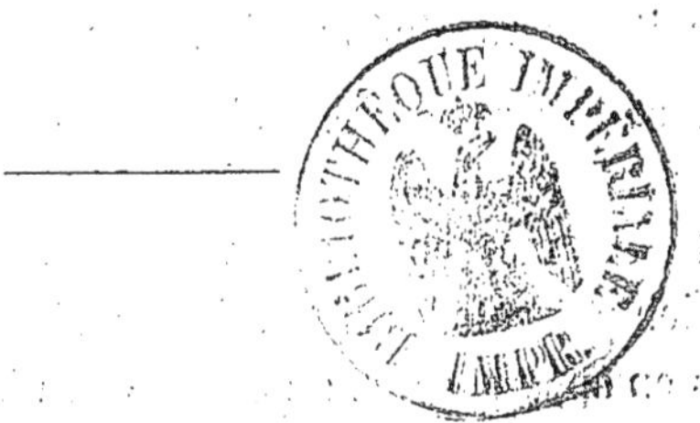

www.ingramcontent.com/pod-product-compliance
Ingram Content Group UK Ltd.
Pitfield, Milton Keynes, MK11 3LW, UK
UKHW020007130726
13694UKWH00005B/2149